ESSAI SUR L'EMPLOI

DES

ÉMISSIONS SANGUINES

ET DES RÉVULSIFS

DANS LES MALADIES DU CŒUR

PAR

Maurice CHINIAT
Docteur en médecine de la Faculté de Paris.

PARIS
A. PARENT, IMPRIMEUR DE LA FACULTÉ DE MÉDECINE
A. DAVY, successeur
29-31, RUE MONSIEUR-LE-PRINCE

1883

ESSAI SUR L'EMPLOI

DES

ÉMISSIONS SANGUINES

ET DES RÉVULSIFS

DANS LES MALADIES DU CŒUR

PAR

Maurice CHINIAT
Docteur en médecine de la Faculté de Paris.

PARIS
A. PARENT, IMPRIMEUR DE LA FACULTÉ DE MÉDECINE
A. DAVY, successeur
29-31, RUE MONSIEUR-LE-PRINCE
1883

A MES PARENTS

A MES AMIS

A MON PRÉSIDENT DE THÈSE

M. LE PROFESSEUR PETER

Professeur de pathologie interne à la Faculté de médecine,
Membre de l'Académie de médecine,
Médecin de l'hôpital de la Charité,
Officier de la Légion d'honneur.

ESSAI SUR L'EMPLOI

DES

ÉMISSIONS SANGUINES

ET DES REVULSIFS

DANS LES

MALADIES DU CŒUR

AVANT-PROPOS.

En choisissant comme sujet de notre thèse la révulsion dans les maladies du cœur, nous n'avons pas eu la prétention de faire œuvre nouvelle; notre but a été de réhabiliter, pour ainsi dire, la méthode révulsive, au moins en ce qui concerne son application dans le traitement des cardiopathies. Nous avons été frappé en effet du discrédit immérité, comme nous le prouvons, dans lequel étaient tombés les agents thérapeutiques employés localement pour combattre les lésions variées qui peuvent frapper le cœur et ses divers éléments. Notre étonnement a été grand, en effet, de voir que dans bien des traités des affections du cœur on mentionne à peine l'emploi des révulsifs, tandis qu'on étudie, avec force détails l'action de telle ou telle préparation pharmaceutique. Il est bien certain qu'on devait arriver là, étant donnés les progrès faits par l'anatomie pathologique à notre époque. Nous ne voulons pas dire par là que l'étude de l'anatomie pathologique soit stérile et reste sans application dans le domaine clinique, ce serait nier l'évidence, mais on nous accordera facilement que le médecin, habitué à considérer des lésions parvenues au dernier terme de leur évolution et par conséquent incurables, ne songe précisément qu'à ce caractère d'incurabilité, et est éloigné par ce fait de toute idée d'intervention thérapeutique. Sans doute, quand on voit sur la table d'autopsie, une de ces endocardites chroniques avec épaississement, induration des valvules, on a le droit de se dire : que pouvons-nous contre de tels désordres ; mais cet état d'incurabilité n'a pas toujours existé, les lésions n'ont pas toujours été aussi avancées, et il fut un temps où l'inflammation à son début pouvait être enrayée, arrêtée, où l'on pouvait hâter et rendre définitive l'absorption de ces produits, et trop souvent malheureusement on ne l'a pas fait à ce moment.

C'est donc contre cette inaction si dangereuse que nous voulons protester, et montrer quels avantages on doit attendre des révulsifs employés à temps et à propos. Ces bienfaits, nous avons été à même de les observer bien souvent dans les services du professeur Peter à la Charité. La plupart des observations que nous publions à la fin de ce travail ont été recueillies dans son service. Nous prions notre maître de vouloir bien accepter ici l'hommage de notre profonde gratitude, et nos remercîments les plus sincères pour l'enseignement que nous avons reçu de lui et l'honneur qu'il nous a fait en acceptant la présidence de notre thèse.

CHAPITRE PREMIER.

PHYSIOLOGIE PATHOLOGIQUE.

Avant d'étudier l'action des révulsifs dans chacune des maladies qui peuvent frapper l'appareil central de la circulation nous avons cru qu'il y aurait quelque intérêt a nous arrêter un peu sur la révulsion en général. Notre intention n'est pas de nous étendre longuement sur ces généralités, mais nous avons pensé qu'un chapitre de physiologie pathologique était nécessaire et donnerait aux conclusions que nous aurons à tirer de notre travail un caractère scientifique, qui nous paraît d'autant plus nécessaire qu'il s'agit ici d'une question de thérapeutique, d'un mode de traitement. Trop souvent en effet l'épithète injurieuse d'empiriques a été donnée à ceux qui faisaient de la médication révulsive. Il faut donc nous appuyer sur l'expérimentation, pour démontrer la réalité du fait en général et son application aux cardiopathies.

Nous ne nous arrêterons pas aux distinctions qu'on a cherché à établir lors de la discussion à l'Académie de médecine en 1855, entre la révulsion et la dérivation : on disait en effet que la révulsion était une violence exercée par l'art sur l'économie par incision, brûlure et cautérisation, tandis qu'on réservait le nom de dérivation à l'opération qui consiste à exciter l'action naturelle d'une partie. La première agissant en éloignant les humeurs des parties malades pour les porter sur les parties saines, tandis que la seconde attire ces mêmes humeurs des parties malades vers les parties voisines en même temps que vers les parties saines où on pratique l'évacuation. Cette distinction admise par Galien et l'école Barthésienne doit être rejetée. Elle repose sans doute sur une idée assez juste, assez exacte; mais en pratique il est impossible de dire où finit l'une et où commence l'autre.

On peut donc avec Hunter définir la révulsion : la cessation d'une action morbide dans une partie par suite de la production d'une action dans une autre partie. Les révulsifs doivent donc reproduire une partie des symptômes morbides contre lesquels on dirige leur action.

Cazenave distingue six variétés de révulsion : 1° révulsion par douleur; 2° révulsion par congestion; 3° révulsion par inflammation; 4° révulsion par modification de la circulation ; 5° révulsion par modification organique ; 6° révulsion par action organique particulière. Cette classification n'est pas sans fondement, elle répond assez exactement à l'observation vraie ; mais la plupart du temps les révulsifs qui sont employés ont une action complexe et ne s'adressent pas qu'à un seul des actes morbides.

Presque tous, en même temps qu'ils occasionnent de la douleur, produisent une congestion plus ou moins intense et déterminent une inflammation vive. Nous savons qu'une douleur d'une certaine intensité produite dans l'économie suffit dans un grand nombre de cas à faire disparaître une douleur qui existait en un autre point. Pour nous rendre compte de ce phénomène, suivons l'excitation périphérique de la peau ou d'un organe quelconque ; nous voyons que l'excitation portant sur les extrémités d'un nerf et transmise à un centre médullaire récepteur peut, par les éléments qui font communiquer les centres perceptifs de l'encéphale avec les différents points de la substance grise de la moelle, mettre directement en activité ce centre perceptif, et dans ce cas il n'y a sensation perçue qu'au point affecté; ou dans d'autres cas cette excitation peut communiquer un ébranlement de voisinage, à d'autres éléments de la substance grise médullaire, et cet ébranlement peut être transmis au centre perceptif de l'encéphale qui le transmettra à la périphérie. C'est ce qui se passe lorsqu'on provoque une douleur, et même l'intensité de la douleur joue un grand rôle dans tous ces phénomènes.

Ainsi au début de la coxalgie les irradiations dans les extrémités périphériques du nerf obturateur provoquent la douleur du genou ; plus tard, lorsque l'altération est plus avancée et l'excitation plus vive, la douleur du genou disparaît en même temps que les douleurs coxo-fémorales sont devenues plus intenses. Il est probable que les révulsifs douloureux n'agissent pas autrement, et que la douleur ainsi produite, par cela même qu'elle est plus vivement sentie, imprime aux cellules qui sont en communication avec la cellule artificiellement excitée une modification dynamique, laquelle suffit à établir ce qu'on appelle *l'équilibre du courant nerveux* (Raynaud). Il y a en outre avantage à placer les révulsifs au voisinage des parties douloureuses. Ils agissent sur les ramifications nerveuses périphériques de la peau, et l'excitation transmise au centre nerveux agit à ce niveau sur les éléments du voisinage.

Essayons maintenant d'interpréter deux autres éléments de la révulsion : la congestion et l'inflammation. La congestion provoquée par l'application des révulsifs est encore sous la dépendance du système nerveux ; il agit par les vaso-moteurs sur la circulation locale de nos organes. Il faut en effet tenir compte de l'existence de circulations locales qui constituent dans l'économie une foule de départements distincts. Claude Bernard a fait à cet égard de nombreuses expériences, et voici comment il résume les résultats qu'il a obtenus : « La pression du système artériel et l'impulsion cardiaque sont les conditions mécaniques et communes que la circulation générale dispense à tous les organes. Mais le système nerveux spécial qui anime chaque système capillaire et chaque tissu organique règle dans chaque partie le cours du sang en rapport avec les états fonctionnels particuliers des organes. Ces modifications nerveuses de la circulation capillaire se font sur place, et sans qu'aucune perturbation circulatoire soit apportée dans les organes voisins et à plus forte raison dans la circulation générale, chaque partie est liée à l'ensemble par les conditions communes à la circulation générale, et en même temps, par le moyen du système nerveux, chaque partie peut avoir une circulation propre et s'individualiser physiologiquement. »

Le système nerveux agit non seulement directement, mais encore par voie réflexe, sur la circulation des organes. Les excitations qui portent sur les extrémités périphériques des nerfs sensitifs peuvent produire par voie réflexe soit une contraction des vaisseaux, soit leur dilatation. Telle est la rougeur de la conjonctive lorsqu'un corps étranger pénètre entre les paupières. La congestion artificielle locale produite par l'aplication des révulsifs sur la peau est un phénomène de même ordre.

Ceci étant établi, peut-on expliquer par le mécanisme des phénomènes vaso-moteurs réflexes les modifications, dans un organe plus ou moins éloigné du point où on applique l'agent révulsif ? Avant de répondre à cette question, laissons la parole à l'expérimentation. Voici deux expériences curieuses de Zuelzer : 1° Sur le dos d'un lapin préalablement rasé, il fait pendant quatorze jours des applications de collodion cantharidé. Il sacrifie alors l'animal et constate que la peau est le siège d'une suppuration à la surface ; les vaisseaux y sont gorgés de sang ; les muscles superficiels sont hyperémiés et contiennent de petites ecchymoses. Par contre, les muscles profonds sont remarquablement pâles, comparés à ceux du côté sain. La même différence se remarque sur toute la surface interne de la paroi thoracique et même dans les muscles de la cuisse du côté correspondant. En répétant ces expériences, Zuelzer a plusieurs fois constaté une anémie évidente du poumon du côté de l'exutoire.

2° Il introduit encore un séton sous la peau d'un lapin au devant du genou, et entretient la suppuration pendant quatre semaines. Au bout de ce temps, congestion très intense sur le trajet du corps étranger, mais les muslcles situés immédiatement autour de la jointure sont fortement anémiés, ainsi que les tissus propres de l'articulation. M. Naumann a observé qu'avec une excitation énergique il se produit d'abord une accélération du cours du sang et un retrécissement très marqué du calibre des vaisseaux. Mais ces phénomènes font place plus ou moins rapidement au ralentissement de la circulation avec dilatation des artérioles, des veinules et des capillaires. Ces modifications sont observées si l'on considère le poumon. Ce sont là très certainement des conditions très favorables pour amener la résorption d'un exsudat.

Nous terminerons cet exposé de physiologie pathologique en cherchant quels peuvent être les effets de la saignée générale. Les anciens lui attribuaient une action révulsive ou dérivative suivant les cas. Nous avons dit ce que nous pensions de cette distinction : nous n'insisterons donc pas. Il est probable qu'elle agit par ses effets généraux sur la circulation, l'absorption, la température, l'innervation. Il est évident que cet effet général peut avoir des avantages pour combattre une congestion locale. A ces deux points de vue, action locale, action générale, elle doit donc nous intéresser, et nous étudierons plus loin ses modifications et ses effets.

Quant aux saignées locales, ventouses, scarifications, sangsues, elles doivent agir non seulement par l'hémorragie c'est-à-dire par spoliation, déplétion, mais encore par les éléments douleur et congestion.

Cherchons maintenant à appliquer ces notions l'explication des phénomènes qui doivent se passer lorsque nous traitons une affection du cœur. Prenons par exemple une péricardite aiguë : le malade se plaint d'une violente douleur précordiale, de dyspnée ; de plus les battements du cœur sont rapides, le pouls est petit, serré, fréquent, et nous entendons à la base du cœur un bruit particulier, un frottement plus ou moins rude qui nous indique qu'il s'est fait un exsudat entre les feuillets du péricarde. Essayons d'analyser ces faits, et de voir ce que peut contre eux notre intervention thérapeutique. Il y a d'abord de la douleur, mais ne savons-nous pas qu'en déterminant une seconde douleur, et particulièrement au niveau de la région précordiale, nous pouvons agir sur la douleur spontanée par voie réflexe ? Voilà une première indication : déterminer une douleur assez forte pour influencer l'axe gris de la moelle et rétablir l'équilibre nerveux. De plus, nous nous trouvons en présence d'un état inflammatoire et nous savons qu'un acte morbide de cette nature s'accompagne d'hyperhémie sécrétoire, c'est-à-dire qu'il va se former un exsudat. Par conséquent nous voilà en présence de deux indications à remplir : diminuer la congestion et favoriser la résorption des produits secrétés. Ici la saignée générale peut trouver son emploi. Il est bien certain qu'en diminuant la masse du sang, nous avons abaissé la tension artérielle et favorisé la contraction du cœur; nous aurons soulagé d'autant le myocarde. Mais nous pouvons agir plus directement encore sur la circulation même du cœur, en appliquant ici ce que nous savons des circulations locales, en faisant par conséquent une saignée locale. Nous pouvons donc avoir recours aux ventouses scarifiées plusieurs fois répétées suivant la force du sujet, et c'est ainsi que nous pouvons agir à la fois sur la douleur précordiale en déterminant au moyen d'incisions assez profondes une douleur très vive et sur l'hyperémie locale par la congestion de la peau et la perte du sang.

D'autre part, nous savons que les modifications ainsi obtenues dans la circulation locale sont temporaires, il faut donc ajouter aux moyens déjà employés l'usage d'agents, dont l'action, tout en étant aussi vive, aussi intense, se prolonge plus longtemps. De plus, n'oublions pas que nous avons un exsudat à faire résorber. C'est alors qu'apparaissent les vésicatoires. Pour l'excitation de la peau qu'ils déterminent et entretiennent un certain temps, nous maintenons constamment les parties superficielles congestionnées ; de plus, par voie réflexe, nous exerçons une action vaso-dilatatrice sur les vaisseaux du cœur, dont la circulation se ralentit ; de plus, nous exerçons une action légèrement spoliatrice par suite de la perte de sérosité et une suppuration plus ou moins abondante. Ne voilà-t-il pas déjà des conditions éminemment favorables pour la résorption de l'exsudat ? L'humeur morbide artificiellement développée qui s'écoule au dehors tire les matériaux de sa composition non pas seulement des parties environnantes, mais même des parties assez éloignées. Tout ce que nous venons de dire de la péricardite aiguë pourrait également s'appliquer à l'endocardite dans sa forme aiguë. Mais quand il s'agit de la forme chronique de ces deux affections, on pourrait croire que toute révulsion est alors inutile. Sans doute lorsqu'on intervient dans une période assez éloignée il serait peut-être téméraire d'espérer obtenir aussi la résolution complète des exsudats et la restitution *ad integrum* ; mais cependant dans ces cas, qui paraissent incurables, la révulsion trouve des indications, et, si elle perd ses droits de médication curative, elle doit figurer dans le traitement au titre d'adjuvant palliatif. *Cette lésion chronique, cette épine*, ne laisse pas que d'entretenir une congestion, une hyperémie constante, sous l'influence de laquelle se développent des crises douloureuses, des attaques de dyspnée, des irrégularités du pouls, et souvent une saignée locale fera disparaître pour un temps tous ces phénomènes. Mais si nous ne sommes pas encore trop loin des premiers temps de la maladie, les révulsifs nous rendront de véritables services. Les vésicatoires volants souvent répétés et un cautère pourront modifier assez profondément la circulation locale pour arriver à une résorption aussi complète que possible des produits inflammatoires.

Et enfin, quand toutes ces lésions arrivées au dernier terme de leur évolution ont modifie assez profondément l'appareil cardio-vasculaire et la crase du sang pour produire l'asthénie cardio-vasculaire et toutes ses conséquences, hyperémies viscérales, épanchement et infiltration séreuse, quel autre moyen plus puissant qu'une saignée générale pouvons-nous employer. Ce sont là des faits d'observation vulgaire, comme nous le prouverons plus loin. Aussi arrêterons-nous ici ce chapitre de physiologie pathologique, qui certainement pourra paraître incomplet. En effet il nous resterait à parler de la révulsion intestinale ; mais nous tenons à faire remarquer que nous avons eu surtout pour but la révulsion locale pour ainsi dire : c'est pourquoi nous avons laissé de côté tout ce qui pourrait avoir trait à l'emploi de purgatifs drastiques et autres dans les maladies du cœur.

CHAPITRE II.

DES RÉVULSIFS EMPLOYÉS.

Il est naturel, croyons-nous, d'énumérer les quelques révulsifs dont nous conseillons l'emploi avant de faire connaître leur action dans les diverses affections dont nous allons parler.

En première ligne, nous placeronsla saignée générale, au bras dans la plupart des cas, mais qu'on peut et qu'on doit même faire dans des circonstances déterminées, soit à la jugulaire externe, soit aux veines dorsales du pied. Puis viennent les ventouses scarifiées en nombre variable et fréquemment renouvelées suivant les indications et les ventouses sèches. Enfin se présente la série des vésicants, mais nous préférons de beaucoup le simple vésicatoire volant appliqué loco dolenti, à intervalles plus oumoins rapprochés ; quelquefois il pourra être utile de lui substituer le cautère à la pâte de Vienne. On a aussi conseillé les pointes de feu, mais elles ne semblent pas rendre ici les services qu'on observe dans les affections pulmonaires. Nous ne parlerons que pour mémoire du séton qui n'est plus guère employé aujourd'hui, du moins dans les affections qui nous occupent.

CHAPITRE III.

PÉRICARDITE.

De toutes les affections du cœur, la péricardite est peut-être une de celles où la révulsion peut le plus et la plupart de ceux qui poussent le scepticisme thérapeutique jusqu'à ses dernières limites conseillent l'emploi des révulsifs. Quelques-uns cependant conseillent de simples précautions hygiéniques ou se servent de médicaments modérateurs de l'action du cœur et tonifient le malade. Pour juger de la façon la plus impartiale de quel côté se trouve la vérité, prenons un individu atteint de péricardite aiguë dans le cours d'une attaque de rhumatisme articulaire. Généralement ces douleurs articulaires s'atténuent, mais le malade est pris de dyspnée, de palpitations, il se plaint d'une barre qui lui étreint la poitrine ou d'une pesanteur douloureuse à la région précordiale et, si l'on appuie avec le doigt dans les deuxième et troisième espaces intercostaux autour du mamelon gauche, on détermine une douleur parfois atroce qui augmente l'anxiété respiratoire.

De plus, les battements du cœur sont fréquents, tumultueux; le pouls le plus souvent a de l'ampleur, il est fort, vibrant et rapide ; la respiration est fréquente, la peau est chaude, le visage animé. Tel est au moins dans ses parties essentielles le tableau symptomatique présenté par un malade atteint de péricardite aiguë.

Que pouvons-nous faire en pareil cas?

Et d'abord quel est le symptôme dominant, celui que nous devons combattre le premier? Il est évident que celui qui s'offre à nous d'abord, c'est la douleur : c'est contre elle qu'il faut lutter d'abord; une fois enlevée, nous verrons disparaître ensuite les phénomènes qui l'accompagnent habituellement, la pesanteur, la constriction thoracique et l'angoisse précordiale. Cette douleur est un phénomène local et c'est un traitement local que nous devons diriger contre elle. C'est ici que les émissions sanguines locales trouvent leur application. Parmi elles, il n'en est pas de meilleures que les ventouses scarifiées qu'on fait appliquer en nombre variable suivant les cas, de six à huit sur la région précordiale.

Il est rare que cette application n'amène pas un soulagement immédiat, et ceci n'a pas lieu de nous surprendre, nous en avons donné plus loin les raisons. Nous avons en effet déterminé une douleur qui par acte réflexe a réagi sur la première et l'a supprimée. Nous avons de plus opéré une décongestion locale, d'où facilité plus grande des contractions cardiaques, et suppression de la dyspnée, de l'angoisse. Cette amélioration persistera-t-elle?

En ce qui concerne la douleur, nous pouvons presque l'affirmer, mais, quant aux phénomènes morbides qui sont sous la dépendance d'une congestion passagère, nous n'avons obtenu le plus souvent qu'une amélioration passagère : l'hyperémie ne tarde pas à reparaître avec toutes ses conséquences. Que faut-il donc faire en pareil cas? Recourir à la saignée générale. Elle seule peut amener une diminution de la tension artérielle, suffisante pour faciliter les pulsations cardiaques et les rendre moins fréquentes et plus régulières. Cette saignée nous est imposée de plus par l'état général.

Ce malade a une température élevée, sa respiration est fréquente, son pouls est plein, dicrote, il a des bouffées de chaleur, des battements dans les tempes. Il y a là tout un appareil symptomatique qui réclame une déplétion sanguine; et chaque fois cette dernière sera suivie d'un sentiment de bien-être réel; la respiration se fera mieux, le pouls REDEVIENDRA normal, la température s'abaissera de quelques dixièmes de degré.

Aurons-nous agi ainsi sur l'état inflammatoire local. Non, certes, l'action que la saignée peut avoir directement sur l'inflammation concomitante est nulle ; elle ne peut s'exercer que par l'intermédiaire de l'appareil circulatoire et comme effet de la modification qu'elle apporte aux fonctions de cet appareil. En diminuant l'intensité de l'hyperémie locale, elle empêche cette hyperémie de devenir sécrétoire et même quand il s'est déjà formé un exsudat nous avons mis l'organisme dans les meilleures conditions qui puissent être réalisées pour obtenir la résorption de cet exsudat. Nous avons spolié l'organisme en enlevant au sang une partie de sa fibrine, et, pour reconstituer et ramener à son taux normal cette fibrine qu'on lui a enlevée, le sang ira la prendre à l'exsudat lui-même. De là l'utilité d'une seconde saignée; mais ajoutons qu'on ne doit y revenir que dans certaines conditions que nous déterminerons plus loin.

Si dès maintenant nous examinons notre malade, nous voyons que grâce à la saignée et aux ventouses scarifiées nous avons supprimé sa douleur et que de plus nous avons rendu plus facile le fonctionnement de son cœur, en même temps que nous avons arrêté le travail inflammatoire et tout préparé même pour la résorption, c'est donc ce travail de résorption qui doit désormais attirer notre attention; c'est en vue de le favoriser, de l'activer que nous devons diriger notre attention. Ce résultat nous l'obtiendrons au moyen des vésicatoires. Nous sommes certains de déterminer par leur application une excitation assez intense et même une inflammation assez profondes des parties superficielles.

Nous allons donc provoquer un acte morbide destiné à atténuer l'acte morbide primitif. Nous allons produire par action réflexe la dilatation des vaso-moteurs, le ralentissement de la circulation cardiaque et de ses membranes, toutes conditions éminemment favorables pour la résorption. Et cette action réflexe, nous en maintenons les effets par suite de l'excitation constante produite par la vésication. Et de plus nous pouvons renouveler cette action, dès qu'elle nous paraît sur le point de s'épuiser ; en un mot nous pouvons appliquer successivement et à de courts intervalles les vésicatoires volants. Et cette vésication, nous la continuerons en variant les moyens employés, vésicatoires ou pointes de feu, jusqu'à ce que nous ayons obtenu la résolution à peu près complète des produits sécrétés. C'est seulement grâce à cette persistance que nous pouvons obtenir ce résultat. Mais malheureusement on n'y arrive pas dans tous les cas, et la maladie passe à l'état chronique ; nous verrons plus loin quels sont les moyens que nous devons mettre en usage dans ces nouvelles circonstances.

Des trois agents thérapeutiques dont nous venons de parler, deux d'entre eux, les ventouses scarifiées et les vésicatoires, sont acceptés sans conteste et fréquemment employés ; il n'en est pas de même de la saignée générale. Aujourd'hui, nous n'hésitons pas à le dire, ce moyen est à peu près généralement abandonné ; on compte les médecins qui quelquefois ont recours à son emploi. On craint l'anémie, on a peur de retirer au sang et particulièrement au début d'une affection qu'on sait être longue et débilitante. Il y a là une exagération manifeste. Sans doute, il ne faudrait pas tomber dans l'exagération contraire et recourir à la méthode de Valsalva, ni même aux saignées *généreuses* de Bouillaud, mais nous croyons qu'il est utile de diminuer, au début d'une péricardite aiguë, la tension artérielle et, le meilleur moyen d'y parvenir, c'est assurément une saignée abondante. Il y a des cas, et assez nombreux, où cette opération devient urgente; cette *fièvre angiosthénique* comme on l'a appelée, ne peut durer un certain temps sans devenir la cause de congestion pulmonaire et l'on sait jusqu'où peut conduire une congestion pulmonaire double et rapide.

La saignée s'impose chez un sujet fort et vigoureux ; il est même utile de la répéter une seconde fois, quand, chose assez fréquente, une première saignée de deux à trois cents grammes n'a pas produit tous les effets que l'on en attendait. Si le sujet est de force moyenne, il ne faut la répéter qu'après mûre réflexion. On mesurera la force du cœur non seulement par l'état du poul radial, mais par l'énergie de l'impulsion cardiaque et surtout par les caractères du premier bruit. Si le choc du cœur est vigoureux, si le bruit systolique n'a pas diminué d'intensité, on pourra user plus largement de la lancette; mais si, au contraire, après une première saignée, l'impulsion a manifestement perdu de sa force, si le premier bruit s'est affaibli, il ne faudra revenir à la saignée générale qu'avec beaucoup de circonspection (Stokes). Au point de vue de la répétition de la saignée, la force des contractions du cœur n'a de la valeur réelle que s'il ne s'est pas produit par intervalles un affaiblissement passager. Ce dernier conseil, donné par Stokes, a une grande valeur. Il est bien évident que dans certains cas le cœur, un moment affaibli, a pu sous diverses influences reprendre de l'énergie ; si donc on venait à cette période de réparation soustraire une nouvelle quantité de sang, on s'exposerait à voir la faiblesse des contractions reparaître de nouveau, et cette fois, avec un caractère alarmant.

Il faut donc que le médecin suive de très près son malade, et qu'il n'ait jamais constaté de défaillance dans les contractions cardiaques. Ceci nous amène à parler des émissions sanguines chez les gens affaiblis. Dans la plupart des cas, nous sommes d'avis qu'il faut s'en abstenir. Il n'y a qu'une circonstance qui pourrait nous faire sortir de notre réserve ; c'est l'imminence de l'existence d'une congestion pulmonaire. Là, il y a un danger pressant qu'il faut conjurer immédiatement, et les ventouses sèches, même appliquées en grand nombre, ne suffisent pas toujours. Il ne nous reste donc qu'un seul moyen d'agir : c'est la saignée générale. Sans doute nous allons augmenter l'affaiblissement de notre malade, mais il va mourir de congestion ; nous pouvons tout contre cette congestion : c'est donc à cela qu'il faut d'abord nous attaquer ; nous aurons ensuite le temps de travailler à la reconstitution des forces. Quant aux émissions sanguines locales, aux ventouses scarifiées, elles ne doivent pas inspirer les mêmes craintes, on doit donc y recourir, mais avec réserve, quand les malades ne sont pas trop débilités. Les révulsifs tels que vésicatoires, pointes de feu, forment dans les affections de ce genre la base du traitement local.

Avant de terminer ces quelques considérations sur l'emploi des saignées locales ou générales, nous devons mettre l'observateur en garde contre certaine erreur d'interprétation ; lorsque par exemple les symptômes, dits angiosthéniques, sont très marqués exagérés, il y a oppression des forces, le malade peut paraître accablé, débilité, on serait donc tenté devant un tel état de s'abstenir de tirer du sang, et cependant rien ne serait plus utile que les petites saignées répétées. On devra donc chercher les indications du côté du pouls. On le trouvera presque constamment dur, serré, vibrant et le premier bruit sera nettement et fortement frappé. Ce sont là autant de caractères qui indiquent l'énergie cardiaque, la tension artérielle et la nécessité d'une déplétion sanguine.

Nous n'avons parlé jusqu'ici que de la péricardite aiguë, d'origine rhumatismale ou de la péricardite à frigore. Mais là ne doivent pas se borner nos indications ; il nous faut voir si l'application de la méthode révulsive trouve son application dans les péricardites secondaires. L'état général, en effet, dans les affections de ce genre, domine la scène et impose des réserves, quant au traitement local. Par exemple, la péricardite des fièvres éruptives et particulièrement celle qu'on voit survenir dans le cours de la scarlatine et de la variole ne peuvent guère être traitées par les révulsifs locaux. C'est à peine si l'on pourra se permettre une saignée générale peu abondante, et cela seulement chez des sujets très vigoureux, et quand la maladie primitive est peu intense. Il en sera de même dans la péricardite puerpérale. C'est dans ce cas qu'il sera bon de suppléer à l'action des révulsifs locaux, par celle des révulsifs intestinaux, en même temps qu'on administrera à l'intérieur le médicament cardiaque par excellence, la digitale.

Nous n'avons eu en vue jusqu'à présent que la péricardite sèche, nous avons laissé de côté tout ce qui pouvait toucher au traitement de l'épanchement. La rareté des épanchements explique assez notre silence. Il est certain qu'il y a presque toujours, dans la péricardite aiguë, production d'une faible quantité de liquide; les révulsifs dont nous nous sommes servis dans les dernières circonstances que nous avons examinées suffiront presque toujours pour amener sa disparition complète. Lorsque l'épanchement est assez abondant pour entraver l'action du cœur, lorsque le choc de la pointe a disparu, lorsque la main appliquée sur le thorax ne ressent plus l'impulsion cardiaque, lorsque enfin la dyspnée est excessive et que la vie est menacée, il n'y a qu'une intervention de possible et d'efficace, la paracentèse du péricarde, l'action des révulsifs ne serait ni assez énergique, ni surtout assez rapide.

Lorsque la péricardite, soit par absence, soit par insuffisance de traitement au début, est arrivée à l'état chronique, pouvons-nous la modifier ou guérir ses lésions par l'emploi méthodique des révulsifs? C'est là, nous nous hâtons de le dire, une tâche difficile, mais qui n'est pas au-dessus des ressources de l'art. Souvent cette lésion chronique ne s'accompagne d'aucun trouble fonctionnel et c'est par hasard qu'elle est découverte à l'auscultation, alors que rien n'attirait l'attention du côté du cœur. On entend alors à l'auscultation, à la base, un frottement plus ou moins rude, mais les bruits sont nets et réguliers. Assurément il serait imprudent d'intervenir dans une affection de cette nature, on risquerait de déterminer par l'irritation déterminée par les révulsifs un inflammation éteinte et l'on ferait de la mauvaise besogne. Mais il n'en est pas toujours ainsi et la lésion constitue une sorte d'épine qui ne laisse pas que d'entretenir un état inflammatoire autour d'elle. Celle-ci peut alors se présenter à l'observation sous diverses modalités : si elle siège à la base et c'est le fait le plus commun, elle a déterminé une irritation de voisinage et l'inflammation entretenue par une hyperhémie constante a gagné quelques-uns des organes les plus proches, par exemple les nerfs phréniques. Ils sont sous le coup d'une irritation continuelle ; de là toute une série de phénomènes dont l'interprétation nous a été donnée par le professeur Peter dans ses cliniques. Par le fait de l'irritation du tronc des phréniques, nous avons soit une névralgie par irradiation dans les débuts et plus tard une véritable névrite. Cet état particulier se traduit par des douleurs caractéristiques rétro-sternales ; un point diaphragmatique le long du bord sternal gauche avec dyspnée, angoisse, et un point cervical que détermine la pression entre les faisceaux du sterno-mastoïdien. Souvent il s'y fait des irradiations douloureuses dans le domaine du plexus cervical, douleur le long de la face externe du cou avec retentissement dans les épaules. Ces phénomènes douloureux, nous pouvons les atténuer et les faire disparaître même, par l'emploi des ventouses scarifiées appliquées à la région précordiale. Nous croyons inutile de revenir encore ici sur leur action ; nous nous sommes déjà étendu assez longuement sur ce sujet.

Mais contre la lésion elle-même qu'allons-nous faire? C'est ici que commence la difficulté. Il y a là des désordres profonds, une infiltration, un épaississement dont la résorption sera bien lente et souvent impossible à obtenir. Néanmoins nous devons intervenir, mais comment? Nous laisserons de côté les saignées générales ou locales ; sans doute elles placent à la fois l'organisme et l'organe malade dans les conditions nécessaires et requises pour atteindre le but qu'on se propose, la résolution. Mais leur action est temporaire : et nous n'avons ni le droit ni le pouvoir de les répéter. Il ne nous reste donc que les vésicatoires volants ; nous en appliquerons un certain nombre à de courts intervalles et même on pourra, par les procédés généralement connus, faire suppurer pendant un certain temps la surface d'un vésicatoire. Si la guérison se fait attendre, nous n'hésiterons pas à appliquer à la région précordiale à la base un cautère à la pâte de Vienne, dont on pourrait entretenir la suppuration pendant longtemps. Ce n'est que par l'emploi de ces moyens longtemps soutenus qu'on est arrivé à guérir des lésions réputées incurables.

CHAPITRE IV.

ENDOCARDITE ET AFFECTIONS VALVULAIRES.

Nous nous sommes étendus assez longuement sur le traitement de la péricardite pour avoir le droit d'être bref à propos de l'endocardite. Les analogies tant anatomo-pathologiques que cliniques sont assez frappantes pour nous dispenser de toute redite inutile ; qu'il nous soit permis seulement une remarque très importante : c'est que si un traitement très énergique doit être opposé à la péricardite aiguë, cette nécessité devient encore plus urgente lorsqu'il s'agit de l'endocardite aiguë. C'est que si les lésions de cette affection passent à l'état chronique, elles entraînent à leur suite des désordres irréparables. L'affection organique du cœur est constituée et nous savons le triste sort qui est réservé au malheureux patient. On doit d'autant plus marquer la nécessité du traitement vigoureux au début, que les symptômes d'endocardite aiguë sont moins éclatants, moins bruyants que ceux de la péricardite. En effet, la douleur précordiale et l'angoisse respiratoire font presque défaut, il y a un peu de dyspnée et quelques palpitations, parfois une irrégularité assez marquée des pulsations et on est souvent obligé de rechercher la lésion pour la découvrir. On entend alors un souffle doux en jet de vapeur à la pointe du cœur, au-dessous et en dehors du mamelon ; on dit qu'il y a insuffisance mitrale. C'est, en effet, l'endocarde du ventricule gauche qui se trouve atteint le plus souvent et particulièrement la valvule mitrale. Le premier désordre produit est le reflux du sang dans l'oreillette ; ce n'est qu'exceptionnellement que les valvules sigmoïdes aortiques sont frappées.

Quoi qu'il en soit, les phénomènes généraux sont ceux de toute inflammation franche : peau chaude, pouls fréquent, assez ample malgré ses irrégularités, agitation, etc.

Nous nous trouvons en face des mêmes indications thérapeutiques que précédemment : abaisser la tension artérielle par une saignée générale proportionnée à la force, à l'âge et au tempérament du sujet. Nous renvoyons au chapitre précédent pour tout ce qui concerne la contre-indication des émissions sanguines. Il faut agir enfin sur la circulation locale par les ventouses scarifiées et continuer leur action par l'application rationnelle de vécicatoires volants. Nous insistons surtout sur ce dernier usage; nous ne devons pas abandonner la lésion à elle-même, nous devons lutter sans relâche contre elle.

Pour ce qui est de l'endocardite ulcéreuse, avec symptômes typhoïdes ou pyohémiques, nous croyons qu'il faut s'abstenir ou n'user que très modérément des émissions sanguines : les vésicatoires seront conseillés avec raison sans doute, mais ce qui domine, c'est l'état général; c'est à le soutenir qu'il faut s'appliquer.

Quand l'inflammation, ce qui est le cas le plus fréquent, a porté son action sur la valvule mitrale, et quand enfin cette lésion ayant résisté à tous les traitements thérapeutiques dirigés contre elle, est passée à l'état chronique, on dit qu'il y a lésion valvulaire. L'orifice auriculo-ventriculaire a subi d'importantes modifications; il est à la fois rétréci, les valvules ne parviennent pas à se joindre, il y a donc à la fois insuffisance et rétrécissement mitral.

« On ne peut rien contre les lésions valvulaires. On ne peut thérapeutiquement que sur leurs conséquences indirectes, les hyperhémies, les hémorrhagies, les phlegmasies, les flux, les hydropisies, etc., et il est bien évident que l'on a d'autant plus de puissance qu'il y a moins de lésions ou que celles-ci ne sont pas encore constituées. » (Peter.)

La congestion viscérale la première en date, la plus fréquente et la plus intense, est la congestion pulmonaire; on la combattra dans les cas pressants, urgents, par la saignée générale et dans les cas simples par l'application de 20 à 30 ventouses sèches, en ayant soin d'en faire scarifier 6 à 8. On prolongera l'action des ventouses, on la maintiendra même plus intense au moyen des vésicatoires volants.

La congestion hépatique relèvera du même traitement : ventouses scarifiées et vésicatoires au besoin.

S'il y a hyperhémie cérébrale, c'est à l'application des sangsues aux apophyses mastoïdes qu'on aura recours.

Il n'est pas jusqu'à la congestion rénale qui ne réclame sa part de traitement. Ici nous nous bornerons aux ventouses sèches et scarifiées, en nous abstenant des vésicatoires à cause de l'action particulière de la cantharide sur les reins.

Cette intervention, multiple en différents points de l'économie, ne doit pas nous faire oublier la lésion elle-même. Nous essayerons de la combattre par les vésicatoires et surtout le cautère entretenu, pendant un temps très long.

CHAPITRE V.

MYOCARDITE.

Cette affection ne nous arrêtera pas longtemps à cause de sa rareté d'abord, puis le plus souvent elle coïncide, dans le rhumatisme par exemple, avec des lésions péricardiques ou valvulaires; elle ne comporte alors aucune indication spéciale; le traitement antiphlogistique lui convient parfaitement et les ventouses scarifiées trouvent ici une application parfaitement justifiée.

Dans la myocardite des fièvres graves, variole, etc., on évitera les émissions sanguines pour recourir plutôt à l'emploi des vésicatoires.

CHAPITRE VI.

AORTITE CHRONIQUE.

En parlant du traitement par les révulsifs des lésions valvulaires, nous avons passé sous silence tout ce qui se rapportait à l'insuffisance aortique.

C'est qu'en effet les lésions de ces valvules sont consécutives, la plupart du temps, à une maladie de l'endartère, par conséquent elles rentrent plutôt dans les lésions de l'aorte.

Non pas que ces valvules soient complètement à l'abri de toute lésion, quand c'est l'endocarde qui a été enflammé, mais ces cas sont assez rares et le plus souvent l'insuffisance est la conséquence d'une aortite chronique et comme telle nécessite une étude spéciale. L'insuffisance aortique peut, au même titre que les lésions valvulaires, s'accompagner d'hypertrophie du ventricule gauche avec toutes ses conséquences; nous verrons plus loin la conduite à tenir en ce cas. Mais il est une autre particularité sur laquelle nous voulons insister avant tout, c'est que les lésions de l'aorte rayonnent dans le voisinage, comme l'a fait si judicieusement remarquer le professeur Peter. La tunique externe enflammée est une cause d'irritation perpétuelle et d'inflammation consécutive pour le plexus cardiaque situé, comme on sait, entre l'aorte et l'artère pulmonaire.

L'inflammation chronique et la vascularisation de ce plexus sont des faits qui ont été mis hors de doute par les autopsies pratiquées par le professeur Peter et M. Lancereaux. Quelles sont donc les manifestations cliniques qui viennent s'ajouter à celles de l'aortite quand la lésion s'étend jusqu'au plexus? C'est d'abord une douleur rétro-sternale exagérée ou provoquée par la pression dans le deuxième espace intercostal, puis des palpitations; le plus souvent douleurs et palpitations reviennent par accès, et on a alors de la pâleur du visage, du refroidissement des extrémités, l'extinction de la voix et une dyspnée souvent excessive. C'est là l'accès d'angine de poitrine. Mais dans la plupart des cas l'inflammation s'est étendue en avant, a déterminé de la péricardite chronique et par suite une névrite des nerfs diaphragmatiques. Aux symptômes déjà énumérés viennent s'ajouter une aggravation dans la dyspnée et des douleurs le long du cou, dans la mâchoire et l'épaule gauche par exemple par suite du retentissement douloureux sur les plexus cervical et brachial. L'accès d'angine de poitrine est alors complet. La révulsion nous rendra-t-elle des services dans les cas de ces accès? On peut répondre que très certainement c'est grâce à son emploi que nous parviendrons à atténuer et diminuer les accès.

Ce sont les émissions sanguines qui sont les plus efficaces. On ne doit pas hésiter malgré la pâleur, qui n'est pas celle de l'anémie, mais celle de la contracture des vaisseaux périphériques, le *tétanos vasculaire* (Peter), par retentissement sur le sympathique ; on ne doit donc pas hésiter à employer une demi-douzaine de ventouses scarifiées ou à faire mettre trois ou quatre sangsues. Chez les hommes, à la région sternale supérieure au niveau du plexus cardiaque ; chez les femmes, un peu plus bas.

Lorsque l'attaque a lieu sous forme dyspnéique et que le malade semble sur le point de suffoquer, il faut ouvrir la veine, une saignée fait immédiatement disparaître l'angoisse (Peter).

Une fois l'accès passé, le malade hors de danger souffre cependant d'une manière presque continuelle de sa lésion : « Ne laissez jamais pour ainsi dire le malade tranquille; à névrite chronique, révulsion chronique. » Dans l'intervalle des exacerbations, applications quotidiennes de teinture d'iode sur la région précordiale trois fois par semaine au-dessus du sein, les trois autres jours au-dessous ou bien des sinapismes matin et soir sur les mêmes régions. Un cautère est bienfaisant, non pas pour combattre l'hypertrophie du cœur qui n'est qu'un effet consécutif des efforts de l'organisme, mais pour agir à la fois contre la lésion permanente de l'aorte et contre la névrite cardiaque. En conséquence, appliquez ce cautère au deuxième espace intercostal près du sternum.

CHAPITRE VII.

HYPERTROPHIE.

L'hypertrophie cardiaque, particulièrement celle qui est consécutive aux lésions valvulaires avec insuffisance du rétrécissement, est généralement considérée comme compensatrice; on l'a même appelée hypertrophie providentielle. Elle doit donc être respectée; on ne doit diriger contre elle aucun traitement; elle constitue pour ainsi dire une sorte de *noli me tangere*. Cependant, certaines variétés d'hypertrophie, et notamment celle qui accompagne la grossesse, nécessitent une thérapeutique appropriée. Il peut arriver, en dehors de toute lésion matérielle du cœur, que la masse sanguine étant devenue considérable, le cœur, dont l'action est déjà entravée par suite du développement de sa circulation propre, éprouve certains troubles, qui se traduisent par des battements fréquents et irréguliers, des palpitations en un mot, et de plus, les malades sont exposés, par ce fait, aux congestions passives, principalement encéphaliques et pulmonaires. C'est alors qu'une saignée générale suffit souvent à rétablir l'ordre. On peut agir, en outre, sur la circulation locale par l'application de ventouses scarifiées.

Ceci nous conduit à parler des accidents gravido-cardiaques, sur lesquels le professeur Peter a appelé l'attention d'une façon si éclatante. Il nous a appris, en effet, que les femmes enceintes qui avaient une affection valvulaire pouvaient, à un moment donné de la grossesse, et principalement au cinquième mois, être prises subitement de congestion pulmonaire, de catarrhe suffocant avec hémoptysie, et souvent ces accidents viennent révéler au médecin une maladie de cœur qui, jusque-là avait passée inaperçue.

Ces accidents s'expliquent de la façon la plus évidente, la plus naturelle : la masse totale du sang de la femme enceinte a augmenté par le fait même de la grossesse ; ce sang en plus est nécessaire au fœtus, auquel il apporte les matériaux de son hématose et de sa nutrition. La masse du sang étant devenue plus considérable, les contractions du cœur sont devenues plus énergiques, et le cœur consécutivement s'hypertrophie dans sa totalité. Le fait a été démontré par les recherches de Larcher. Il est facile de comprendre ce qui peut résulter de ces conditions physiologiques, pour une femme atteinte d'affection cardiaque. Soit une insuffisance mitrale : sous l'influence de contractions plus énergiques, le sang revient dans l'oreillette avec une pression bien plus forte ; de sorte qu'il se produit de proche en proche une stase sanguine dans tout le système pulmonaire. Cette stase, en s'ajoutant à celle qui résulte physiologiquement de l'augmentation de la masse totale du sang et de l'hypertrophie ventriculaire, met le plus souvent les malades en péril. Le seul moyen que nous ayons de conjurer ce péril immédiat réside dans l'emploi de la saignée abondante et même répétée, On doit à son emploi de véritables résurrections. Une fois ces accidents évités, une fois l'accouchement fait, on traitera la lésion valvulaire par les moyens que nous avons indiqués.

CHAPITRE VIII.

ASYSTOLIE.

Nous avons vu que trop souvent les affections valvulaires mal soignées à leur début, ayant résisté aux ressources de la thérapeutique, arrivaient à constituer des lésions profondes, et finalement aboutissaient à l'asystolie.

Nous savons, en effet, que l'hypertrophie ventriculaire ne peut pas toujours compenser les lésions, résister à l'obstacle, et que le muscle cardiaque au-dessous de sa tâche finit par céder, et les cavités cardiaques par se dilater. Quel est donc l'état du malade à la période d'asystolie? Il est facile de s'en rendre compte : le cœur volumineux affaibli se vide mal, d'où stase sanguine dans la petite circulation pulmonaire, travail exagéré du ventricule droit qui bientôt est forcé; c'est alors l'insuffisance tricuspidienne et toutes ses conséquences : hyperhémie cérébrale, congestion hépatique, en un mot, stase générale dans tout le système capillaire. Cette hyperhémie, cette stase capillaire est favorisée en outre par toutes sortes de conditions défectueuses. Non-seulement le sang veineux circule mal comme nous venons de le voir, mais encore le sang artériel ne reçoit plus une impulsion suffisante, et les petites artères mal nourries par un sang appauvri et partant dégénérées, président d'une manière incomplète aux circulations locales. Ce qui frappe le plus en somme, c'est la masse sanguine stagnante et s'opposant aux contractions du cœur.

La première indication est de donner un peu d'énergie au muscle cardiaque, et il n'est pas de meilleur moyen pour réussir, qu'une saignée générale. C'est un procédé si vulgairement employé, que nous n'insisterons pas sur ce sujet; nous dirons seulement que quelques auteurs ont cru devoir choisir un point spécial pour pratiquer cette saignée; on a en effet conseillé d'ouvrir la veine jugulaire externe pour agir plus directement, plus efficacement sur le ventricule droit. Il est bien entendu que cette émission sanguine sera accompagnée de l'administration d'un purgatif drastique et de la digitale. Mais ce sont là des points que nous avons écartés de notre étude. Ajoutons seulement que la saignée pratiquée en pareil cas, tout en soulageant le cœur, effet que l'on voit se produire presque immédiatement, ne laisse pas que d'affaiblir le malade; on le soutiendra en donnant une potion stimulante avec de la caféine, par exemple, ou une infusion de café noir.

On doit en outre faire de la révulsion locale, et comme celle-ci doit être longtemps prolongée, on se trouvera bien de l'application d'un grand nombre de pointes de feu appliquées presque tous les jours en des points différents de la région mamelonaire. Nous ne croyons pas sortir de notre sujet en disant qu'il est urgent de faire de la révulsion locale, là où il y a hyperhémie. Nous agissons ainsi indirectement sur le cœur ; il faudra donc faire appliquer, au niveau de la base des deux poumons, des ventouses scarifiées, puis une série de vésicatoires volants et des ventouses sèches sur les parois thoraciques ; la région hépatique doit aussi devenir le siège d'une révulsion énergique, au moyen de ventouses scarifiées.

CHAPITRE IX.

DES CONTRE-INDICATIONS DE LA RÉVULSION.

Aux contre-indications générales de la saignée, que nous avons déjà mentionnées au cours de ce travail, nous devons ajouter quelques considérations nouvelles tenant à l'âge ou au tempérament des sujets.

Chez les jeunes enfants où les affections du cœur sont rares, il est vrai, on doit s'abstenir d'émissions sanguines. Il en est de même chez les hémophiliques : les saignées peuvent donner lieu à des hémorrhagies graves et difficiles à arrêter.

Dans une salle d'hôpital, s'il y a des érysipèles, de la diphthérie, on doit s'abstenir de toutes révulsion cutanée.

Si les malades ont en même temps une affection concomitante des reins avec une albuminurie abondante ou de la glycosurie, il serait imprudent d'excorier la peau ; ce serait s'exposer à des phlegmasies de mauvaise nature, à l'érysipèle ou à la gangrène.

C'est cette crainte qui fera rejeter l'emploi des vésicatoires, cautères, etc., chez les asystoliques, avec œdème considérable, avec anasarque.

CONCLUSIONS.

1° Les émissions sanguines, aujourd'hui négligées ou même abandonnées, peuvent rendre de grands services dans les affections du cœur ;

2° La saignée générale, sera pratiquée au début des affections aiguës telles que péricardite, endocardite, ou, au contraire à la période d'asystolie.

3° La congestion pulmonaire double, d'origine cardiaque, et celle qu'on observe dans les accidents dits gravido-cardiaques réclament son emploi immédiat.

4° Les contre-indications sont tirées de l'âge, de la vigueur, de la force de résistance du sujet et de l'état du cœur.

5° Les émissions sanguines locales sont indiquées contre les phénomènes douloureux et les hyperhémies locales, soit myocardique ou pulmonaire, hépatique et rénale, pouvant dépendre d'une affection du cœur.

6° Leur action, temporaire, sera continuée et soutenue par l'application de vésicatoires volants, fréquemment renouvelés ou des pointes de feu, autour du mamelon.

7° Aux lésions chroniques on opposera une révulsion plus énergique, par exemple, le cautère permanent, à la pâte de Vienne.

OBSERVATIONS

Observation I

(Due à l'obligeance de M. Martinet, interne du service).

Lamberte (Louise), âgée de 23 ans, entre le 20 février, salle Sainte-Geneviève, lit nº 12, à Lariboisière.

Depuis deux jours, douleurs dans les genoux et les cou-de-pied avec fièvre et inappétence.

Les douleurs ont envahi le bras droit, le poignet est très douloureux à la pression, œdème rosé.

Le coude et l'épaule sont également douloureux. Rien du côté gauche. Léger épanchement dans les genoux surtout dans le genou droit.

Fièvre. Peau chaude, moite. Un peu de toux.

Battements du cœur fréquents, pas de souffles ni de frottements.

Albumine dans les urines.

La mère est morte asthmatique. Un frère rhumatisant.

Grossesse l'an dernier pour la première fois. Œdème des jambes durant sa grossesse. Accouchement naturel chez une sage femme. Suites de couches normales. Les règles sont revenues avant-hier. Mal réglée habituellement. Retards fréquents.

Le 21. Souffle à la pointe un peu prolongé.

Le 22. Battements un peu sourds; les articulations du membre supérieur gauche sont un peu douloureuses.

Le 23. Plus de douleurs à gauche. Respiration courte, fréquente, légère cyanose des lèvres.

Pouls petit, fréquent, serré.

La région précordiale est le siège d'un soulèvement encore peu marqué.

A la partie moyenne matité, frottement aux deux temps, superficiel, très net. Souffle mitral au premier temps. Les bruits cardiaqnes sont un peu sourds. Douleur rétro-sternale.

Le soir, oppression très grande. Les ailes du nez se dilatent. Un peu de dysphagie. (Salicylate, teinture de digitale et ventouses scarifiées.)

Le 24. Mêmes signes. Les articulations des genoux ne sont plus douloureuses.

Le 25. Plus de douleur ni dans les genonx, ni dans le bras droit. Suppression du salicylate. Peau chaude. Sueur abondante.

Le frottement s'entend toujours très nettement aux deux temps. Râles sibilants disséminés.

Le 26. Point de côté à droite. Quelques râles sous-crépitants. Respiration faible.

Le 27. Le frottement s'entend peu, seulement à la base et au premier temps. Les battements de la pointe sont très sourds. En arrière et à la base gauche il y a un peu de souffle voilé et de l'égophonie. Les articulations de l'épaule droite et du coude sont redevenues un peu douloureuses.

Le 28. Souffle à droite également et matité.

2 mars. Chiendent nitré. Potion avec caféine.

Le 4. Matité augmentée à droite. Les urines ne sont plus albumineuses. Vésicatoire en arrière.

Le 5. Les articulations du membre supérieur droit se prennent. Potion avec 4 gr. de salicylate.

Peu à peu les manifestations articulaires s'atténuent et disparaissent. Mais l'épanchement augmentant des deux côtés on applique de chaque côté un vésicatoire, puis on fait la thoracentèse, on retire 200 gr. de liquide et l'épanchement disparaît peu à peu.

Le souffle péricardique a disparu. Il reste toujours un souffle mitral peu intense à la pointe. La péricardite est guérie.

Sortie à la fin d'avril.

Observation II

(Due à l'obligeance de M. Martinet, interne).

Godefrui (Marie-Jeanne), âgée de 17 ans, couturière, entrée le 4 septembre 1882, salle Sainte-Geneviève, lit n° 7, à Lariboisière.

Rhumatisme articulaire aigu. Seconde attaque. La première date de deux mois. Alors les deux genoux seuls ont été pris.

Depuis quatre jours, douleurs dans les deux pieds avec gonflement rose ; puis successivement envahissement des genoux, des poignets, des coudes et des épaules.

Souffle doux à la pointe, systolique.

Battements du cœur réguliers.

Fièvre. Sueurs abondantes.

Pas d'antécédents rhumatismaux héréditaires. Elle n'habitait pas un endroit humide.

Chorée a l'âge de douze ans.

Le 5. Angoisse précordiale, pression douloureuse; même douleur au niveau des nerfs phréniques.

A la base au niveau de la quatrième articulation chondro-sternale gauche, bruit de neige léger et encore sourd.

Potion avec teinturé de digitale, oxymel scillitique et sirop des cinq racines.

Vésicatoire.

Le 6. Même état et même traitement.

Le 7. Douleurs spontanées moins vives.

Le frottement péricardique s'accuse, bruit de rappel.

On continue la digitale et on donne salicylate, 6 gr.

Au bout d'une semaine, le frottement disparaît presque pour faire place à un souffle assez doux, siégeant toujours à la base et persistant encore à la sortie de la malade.

Observation III

(Due à l'obligeance de M. Martinet, interne du service).

X..., âgé de 17 ans, n° 18, salle Saint-Jean-de-Dieu, à la Charité, dans le service du professeur Peter.

Antécédents héréditaires. — Père rhumatisant. Lui-même eut à l'âge de sept ans une première attaque de rhumatisme aigu articulaire généralisé ; à onze ans, il présenta pendant quelques mois des symptômes de chorée peu prononcés. Depuis deux ans il éprouve des palpitations et entre une première fois à la Charité, salle Saint-Louis, où l'on administre de la digitale en même temps que l'on appliquait à la région précordiale une série de vésicatoires volants. Il en sortit au bout de peu de temps considérablement amélioré ; enfin, les palpitations reparurent assez intenses il y a deux ans et il entre salle Saint-Jean-de-Dieu.

Les battements étaient tumultueux, irréguliers et on entendait à la pointe, au-dessous et en dehors du mamelon un souffle systolique avec léger roulement présystolique.

Il prend du bromure de potassium et on applique au-dessous du mamelon un cautère que l'on fait suppurer pendant trois semaines.

Amélioration rapide.

Nouvelle attaque de rhumatisme subaigu sans recrudescence d'endocardite; aujourd'hui plus de palpitations si ce n'est à la suite d'efforts exagérés et souffle doux.

Observation IV

(Extrait des cliniques du professeur Peter, t. I, p. 270).

Le 30 août 1863, j'étais appelé auprès d'un petit Russe, que son père croyait atteint d'une entorse, et qui était au début d'une attaque de rhumatisme articulaire qui fut exceptionnellement intense.

C'est le 4 septembre seulement que je constatai une endocardite valvulaire (souffle au premier temps et sous le mamelon). M. Blache, que j'appelai, reconnut la gravité du cas, et nous appliquâmes trois sangsues à la région du cœur. Quatre jours plus tard, M. Blache, appelé de nouveau, constatait comme moi que le souffle était encore plus intense, et nous mîmes un vésicatoire sur la région précordiale.

Ce ne fut qu'au bout de quinze jours que les douleurs articulaires disparurent, que la fièvre céda et que la convalescence commença; mais ce qui ne s'était jamais amendé, c'était le bruit de souffle sous le mamelon et au premier temps, qui était non seulement plus intense, mais s'accompagnait d'un remarquable bondissement du cœur. Je ne doutais pas qu'il y avait là une insuffisance mitrale.

Six semaines plus tard, je présentai ce jeune malade à M. Roger, qui n'hésita pas à conclure à l'existence d'une lésion organique de la valvule mitrale et considéra la guérison comme des plus douteuses.

Néanmoins, confiant dans la vigoureuse organisation du petit malade, je persistai à faire, comme j'avais commencé, une révulsion continuelle dans la région précordiale, à l'aide de teinture d'iode largement appliquée; cette medication fut continuée pendant trois mois.

Vers cette époque, une maladie de la mère ayant nécessité l'intervention de M. Trousseau, j'en profitai pour faire ausculter l'enfant par mon illustre maître, qui reconnut la même lésion que M. Roger, une insuffisance de la valvule mitrale, et crut, comme cet habile professeur de pathologie infantile, à l'incurabilité de la lésion. Je persistai dans ma révulsion.

Ce n'est guère qu'au bout de six mois de ce traitement, militairement exécuté par le père, colonel de l'armée russe, que je crus reconnaître un amoindrissement du bruit du souffle ; mais, ce qui persistait au même degré, c'était la violence du choc de la pointe du cœur et la fréquence remarquable du pouls dès que l'enfant se livrait à un exercice un peu actif.

A cela près des palpitations si facilement provoquées, il n'y avait aucun trouble fonctionnel, pas d'intermittence du pouls, et la dyspnée ne se manifestait qu'après un exercice violent.

Enfin, le bruit de souffle de l'insuffisance alla s'amoindrissant peu à peu, de façon qu'au bout d'un an j'en constatais à peine les vestiges, et cela seulement après que j'avais volontairement augmenté l'énergie d'impulsion du cœur en faisant faire de la gymnastique à l'enfant.

En 1865, deux ans après le début des accidents aigus, je le fis de nouveau ausculter à M. Trousseau qui ne put, non plus que moi, rien découvrir d'anormal au cœur.

Deux ans plus tard encore, en 1867, c'est-à-dire quatre ans après l'endocardite valvulaire, je fis revoir l'enfant à M. Roger, qui ne put retrouver les signes de l'insuffisance mitrale autrefois constatée par lui.

OBSERVATION V

Rhumatisme articulaire aigu, endocardite ancienne (lésion mitrale); péricardite rhumatismale récente, asystolie aiguë, guérison. (Letulle, Arch. gén. de méd., 1880.)

Heinemann (Adolphe), 55 ans, entré le 23 septembre 1879 à la Pitié, dans le service du professeur Peter, alors suppléé par le Dr Hutinel.

Malade depuis cinq jours, douleurs vives dans les pieds, les genoux et les épaules, puis dans les poignets et les hanches. Fièvre vive, sueurs abondantes.

Première attaque de rhumatisme il y a vingt-deux ans. Depuis cette époque, douleurs vagues et palpitations. Face pâle, décolorée, peau chaude et moite. Pouls régulier, égal. A la pointe du cœur, bruit systolique râpeux, prolongé pendant tout le petit silence, manifestement soufflant à certaines révolutions cardiaques. Frottement péricardique très superficiel, avec point maxima aux trois espaces intercostaux, contre le bord du sternum, et à gauche au deuxième espace; enfin, au cinquième espace intercostal gauche, sur le sternum, et à la base de l'appendice xiphoïde.

Le 25. La région précordiale est le siège d'une douleur assez vive à la pression, au niveau du troisième espace gauche, sur le bord du sternum. La pression du phrénique et du pneumogastrique au cou est également fort douloureuse.

Le 26. Le sulfate de quinine, donné à la dose de 75 centigrammes depuis l'entrée du malade, ne produit aucun soulagement. Ventouses scarifiées sur le cœur. Deux jours après, vésicatoire.

1er octobre. Phénomènes graves, malade oppressé, anxiété précordiale vive, palpitations violentes, battements faibles, veines du cou distendues, les douleurs articulaires sont moins intenses. Le soir, léger œdème périmalléolaire. Révulsifs locaux. Digitale.

Le 2. L'œdème a augmenté, pâleur des téguments avec cyanose du nez et des oreilles, pouls irrégulier.

Le 3. Râles sous-crépitants dans le tiers inférieur du poumon droit, souffle à gauche.

Le 6. Diurèse. Le pouls se relève. Les douleurs articulaires sont très peu vives.

Le 7. Suppression de la digitale.

Le 8. Les symptômes pulmonaires ne changent plus; vésicatoire.

Le 11. Deuxième vésicatoire. Le pouls est large, plein; les bruits du cœur sont énergiques, les frottements moins forts.

Le 13. Le pouls est très régulier. Plus de douleurs.

Le 15. L'œdème des membres inférieurs a complètement disparu. On ne trouve plus de frottement péricardique.

Le 16. L'épanchement pleural a disparu. On trouve toujours à la pointe un bruit de souffle léger, un peu roulé.

Observation VI

(Due à l'obligeance de M. Raymond, médecin des hôpitaux, professeur agrégé à la Faculté de médecine). Aortite aiguë. Dilatation de l'aorte de 7 centimètres ramenée à 5 centimètres par des révulsifs.

M. X..., âgé de 52 ans, ne présente dans ses antécédents aucun accident qui mérite d'être signalé avant l'apparition des troubles qui font le sujet de cette observation, et dont le début remonte à quatre mois environ. Pas de traces de rhumatismes, de goutte, d'alcoolisme.

Ces troubles ont consisté dès l'abord dans l'apparition de palpitations, survenant la nuit pendant le sommeil. Elles augmentèrent rapidement et d'intensité et de fréquence, et au malaise qu'elles provoquaient vint s'ajouter une sensation de pesanteur localisée à la partie inférieure de la région thoracique, au niveau des gros vaisseaux. Ces palpitations étaient provoquées aussi par les exercices un peu énergiques. Actuellement, elles apparaissent au moindre effort, et presque aussitôt que le malade se trouve dans le décubitus dorsal, de sorte qu'il a pris le parti de passer ses nuits assis dans un fauteuil. A ces accidents sont venues se joindre une oppression assez vive, une toux quinteuse, et une certaine difficulté à mettre ses chaussures produite par de l'œdème malléolaire.

8 octobre 1882. Au moment où nous examinons le malade, nous constatons une pâleur assez marquée des téguments : l'œdème des membres remonte aux genoux.

Le pouls est petit, sans fréquence, sans irrégularités. La pointe du cœur est abaissée légèrement, et bat faiblement. L'augmentation de volume porte surtout sur le cœur gauche.

Au niveau du deuxième espace intercostal, dans la région aortique, on trouve une matité transversale de 7 centimètres. Pas de douleur sternale spontanée; mais, à la pression, on réveille de la douleur à la partie supérieure du sternum, au niveau du deuxième espace intercostal gauche et sur le tronc du phrénique gauche. Rien sur le trajet du pneumogastrique et aux insertions diaphragmatiques.

Le rhythme des bruits du cœur est parfaitement normal. Rien à la pointe. A la base, le premier bruit est un peu sec. Le deuxième bruit est couvert par un léger bruit de souffle.

Du côté des poumons, on ne rencontre que quelques râles aux bases. Pas d'albumine dans les urines.

Le traitement fut institué de la manière suivante :

Application d'un cautère de la longueur d'une pièce de 2 francs au niveau du deuxième espace intercostal gauche, immédiatement au bord du sternum.

Un granule de digitaline tous les matins.

Dans la journée, 4 grammes de bromure de potassium, dans une potion, associés au baume de tolu.

Le soir, 3 pilules de chloral.

Régime lacté.

Sous l'influence de ce traitement, l'état du malade ne tarde pas à s'améliorer. Les palpitations devinrent moins violentes. Le pouls se releva. L'oppression nocturne disparut.

Au bout de huit jours, il n'y avait plus trace d'œdème malléolaire, et le malade pouvait plus facilement garder le décubitus dorsal.

Au quinzième jour, on cesse l'administration de la digitaline, du chloral. On continua encore pendant quinze jours l'usage de bromure à la dose de 2 grammes seulement, et on borna le traitement à l'application successive des points de feu à la région précordiale. Il y eut, en tout, dix séances pendant les trois mois que le malade resta en traitement.

Ce qu'il y eut de remarquable dans ce cas d'aortite, ce fut non seulement la rapidité avec laquelle se produisit l'amélioration de l'état général du malade, mais aussi l'heureuse modification amenée dans l'état de l'aorte par la méthode révulsive.

La matité, qui était de 7 centimètres à la région aortique, diminua en effet progressivement, à tel point qu'elle n'était plus que de 5 centimètres au commencement de janvier, époque à laquelle le malade peut reprendre ses occupations.

Observation VII

(Due à l'obligeance de M. le Dr Moisart, médecin des hôpitaux de Paris). Insuffisance aortique, hypertrophie ventriculaire.

Le nommé Brulé (L...), maçon, âgé de 70 ans, entre à l'hôpital Cochin, dans l'annexe n° 2, le 26 décembre 1882. Ce malade, couché dans le lit n° 15, n'accuse aucune maladie antérieure; il n'a eu ni rhumatisme, ni goutte, ni habitudes alcooliques. Il déclare avoir joui jusqu'à ce jour d'une bonne santé, et ses antécédents de famille sont également satisfaisants.

Il entre à l'hôpital pour une bronchite aiguë qui résulte, suivant lui, d'un refroidissement, et qui est survenue peu de temps après une journée pendant laquelle il a été mouillé. Depuis quelques jours il s'est mis à tousser, et sa respiration s'est embarrassée de plus en plus. Il souffre actuellement d'une dyspnée assez vive, et à l'examen de la poitrine on reconnaît l'existence d'une bronchite assez étendue.

Mais on constate, en outre, à la percussion de la région précordiale, une matité plus étendue qu'à l'état normal ; la pointe du cœur est abaissée, et l'on perçoit à la palpation un frémissement cataire dont le maximum est diastolique. A l'auscultation, on entend, à la base du cœur et au second temps, un souffle doux et aspiratif qui se propage du côté de la pointe. On constate en même temps un dédoublement du premier bruit. Les artères sont flexueuses, athéromateuses; elles présentent le cachet de la sénilité à un degré très accentué. Le pouls est brusque, ample et dépressible; c'est le pouls bondissant de Corrigan, ainsi que le montre le crochet du tracé sphygmographique.

Il y a donc chez ce malade à la fois *hypertrophie ventriculaire*, *insuffisance aortique*, et *athéromasie artérielle.*

Sous l'influence d'un vésicatoire, la dyspnée diminua très rapidement, et tous les signes de la bronchite s'amendèrent notablement. On fit prendre, en outre, à ce malade de l'iodure de sodium, à la dose de 3 grammes par jour.

Le 10 janvier 1883, c'est-à-dire une quinzaine de jours après son entrée, le malade accuse de nouveau une gêne très grande de la respiration, et, la dyspnée devenant de nouveau considérable, on applique un second vésicatoire au-devant de la région précordiale.

La respiration ne tarda pas à devenir plus facile, et le malade resta soumis seulement au traitement par l'iodure de sodium.

Le 22. Les phénomènes dyspnéiques ayant reparu avec une intensité assez grande, on applique un troisième vésicatoire au-devant du cœur, et le soulagement fut aussi rapide et aussi complet que les fois précédentes.

7 février. L'hématose se trouvant de nouveau entravée, on prescrit un quatrième vésicatoire, qui réussit rapidement à faire disparaître la dyspnée.

Aujourd'hui, on perçoit toujours les signes des altérations artérielles et cardiaques; mais, en dépit de l'aspect de sénilité que lui ont imprimé ces lésions, le malade respire facilement, et peut vaquer à la plupart de ses occupations, pourvu qu'elles n'exigent pas de trop grands efforts.

Observation VIII

(Due de l'obligeance de M. Moisart médecin des hôpitaux). Dilatation et insuffisance aortiques. Accès de dyspnée. Amélioration marquée sous l'influence d'applications répétées de vésicatoires volants.

M. S..., âgé de 67 ans, de forte stature. De santé excellente jusqu'à ces dernières années. Il éprouve depuis quelque temps de l'essoufflement dans la marche et presque toutes les nuits des accès de dyspnée assez prononcée pour le forcer à quitter son lit et à rester sur un fauteuil.

L'examen montre qu'il s'agit d'une énorme dilatation des valvules sigmoïdes et hypertrophie considérable du cœur. L'appareil pulmonaire est sain. L'urine ne contient pas d'albumine.

La lésion aortique est le fait de l'athérome ariériel dont on constate du reste l'existence aux vaisseaux des bras et des cuisses.

Appelé à soigner M. S..., en 1881, concurremment avec M. le professeur Potain, je soumis le malade à des applications répétées de vésicatoires volants à la région précordiale. Huit vésicatoires furent ainsi appliqués successivement. Leur dimension était de 0,06 centimètres carrés. A l'intérieur on donne l'iodure de sodium à la dose de 1 à 3 gr. dans les vingt-quatre heures.

Sous l'influence de ces médications, l'iodure de sodium longtemps prolongé, les vésicatoires appliqués de nouveau à la région précordiale quand les troubles dyspnéiques reparaissent, M. S... peut au bout de deux mois passer toutes ses nuits dans son lit et pendant toute l'année 1882 sont état fut relativement excellent.

Depuis le commencement de 1883 de nouveaux accidents se sont montrés qui ont forcé à suspendre la médication (albuminurie, anémie cérébrale avec délire), mais nous lui avons certainement dû un répit de quelques mois. Il nous a semblé, à M. le professeur Potain et à moi, que son action favorable ne pouvait être mise en doute.

OBSERVATION IX

Extrait du mémoire de Letulle. Archives de médecine, 1880. (Communiqué par le professseur Peter). Rhumatisme articulaire aigu. Rhumatisme aigu du plexus cardiaque.

Dans la soirée du 12 février 1879, j'étais appelé à voir en consultation, avec le Dr Masse, une dame d'une trentaine d'années atteinte de rhumatisme articulaire aigu, qui venait d'être prise subitement des accidents cardiaques les plus graves et les plus insolites.

Quand j'arrivai, refroidissement des extrémités qui semblaient exsangues, pâleur et refroidissement de la face qui était grippée. Voix faible et presque éteinte, douleur vive, angoissante, à la région précordiale supérieure, non pas en plein cœur, mais « en plein plexus cardiaque », indiquée par la main de la malade comme occupant la partie du deuxième espace intercostal gauche, voisine du sternum et la portion du sternum adjacente.

Cette douleur de siège si particulier rayonnait vers le cou et l'épaule gauche : elle était augmentée par la pression, et celle-ci provoquait de la douleur sur le trajet du pneumogastrique gauche du cou. En même temps que cette douleur, il y avait une grande dyspnée.

Le pouls était petit, misérable et très fréquent, à 124. Il était inégal, mais non intermittent. La température axillaire était de près de 40 degrés, hauteur qu'elle atteignait depuis quelques jours.

L'auscultation ne révélait aucun signe de péricardite, il n'y avait d'ailleurs aucune douleur aux insertions diaphragmatiques ni sur le trajet cervical du phrénique. Il n'y avait pas davantage de signes d'endocardite ; pas le plus petit bruit de souffle valvulaire.

Je conclus à une subite hyperhémie du plexus cardiaque, comme se prend parfois le cerveau à la suite de la disparition de manifestations articulaires (ce qui était le cas de la dame).

Il n'y avait pas à se dissimuler la gravité du cas. On considérait la malade comme perdue. Cependant, étant donnée la nature probable des accidents, je prescrivis une application, au siège même de la douleur, de six sangsues à laisser couler une heure au moins après leur chute, et je conseillai cette émission sanguine locale malgré la pâleur, le refroidissement, l'aspect syncopal ou plutôt à cause de tout cela. On voulut bien m'écouter et le docteur Masse fit lui-même l'opération, et en surveilla les effets.

Le lendemain matin, amélioration considérable : pouls moins fréquent, à 112, moins petit; face moins grippée, rosée; le nez est réchauffé comme les extrémités qui ne sont plus exsangues.

Douleur locale moindre, comme l'angoisse et la dyspnée.

Pas plus de signes de péricardite, d'endocardite, ni de pleurésie que la veille.

Température abaissée de quelques dixièmes de degré.

Application d'un grand vésicatoire à la région précordiale supérieure.

J'abrège, pour dire que du 13 au 27 février, période pendant laquelle je vis chaque matin la malade avec le docteur Masse, la douleur et les accidents fonctionnels allèrent lentement, mais progressivement en décroissant.

Dans les premiers jours de mars, signes d'une pleurésie légère à gauche. L'épanchement n'occupe guère que le cinquième inférieur du thorax.

Toujours aucun signe de péricardite, et « chose bien plus singulière en raison de la gravité de ce rhumatisme et de l'élévation de la température qui restait toujours au-dessus de 39° », aucun signe d'endocardite.

Ce n'est qu'en avril que commença la convalescence.

L'appétit, qui avait toujours été nul, revint un peu; la température s'abaissa vers la normale. Mais la faiblesse et la maigreur étaient excessives. Il n'y avait plus aucune trace de la douleur du plexus cardiaque, et la pression qui la réveillait encore huit jours après l'explosion des accidents ne la provoquait plus.

Je dois ajouter que jamais, même le soir du début des accidents, je n'avais déterminé, par la pression avec le doigt, au troisième et surtout au quatrième espace intercostal gauche, la douleur que cette pression fait naître au cas de myocardite, comme je l'ai constaté en pareille circonstance.

Observation X

Aortite chronique. Asystolie.

Ch..., 57 ans, entré le 1er décembre, salle Sainf-Jean-de-Dieu, n° 28.

Rien de particulier dans les antécédents héréditaires. Antécédents personnels : pas de rhumatisme, ni alcoolisme, ni siphilis : surmenage et misère. Depuis longtemps se plaint de palpitations, de dyspnée ; il a eu plusieurs fois les jambes enflées. Aujourd'hui la face est bouffie, les paupières tuméfiées, les jambes œdématiés ; le foie est gros, un peu d'ascite. Au cœur, bruit de galop et double souffle à la base ; les urines sont roses, légèrement albumineuses (eau-de-vie allemande, 10 gr. ; macération de digitale, 0 gr. 10). Au bout de quarante-huit heures, urine abondante, mais non albumineuse ; le bruit de galop disparaît ; les souffles de la base s'entendent beaucoup mieux ; le pouls est devenu bondissant.

Au bout de huit jours, la dyspnée revient, les battements du cœur s'affaiblissent, le bruit de galop s'entend de nouveau, pouls veineux ; il y a des râles dans les deux poumons en arrière. Ventouses sèches sur le thorax et saignée générale de 300 grammes.

Le lendemain la dyspnée a disparu, les battements du cœur sont plus énergiques, le pouls est de nouveau bondissant, et le bruit de galop est plus marqué.

Les mêmes phénomènes se renouvellent en janvier : une nouvelle saignée de 300 gr. amène la même amélioration. Depuis ce jours, la digitale assez bien supportée et, administrée à la dose de 0 gr. 10, pendant quatre ou cinq jours, entretient une diurèse assez abondante qui tient éloignés de nouveaux accidents.

Observation XI

Aortite chronique. Névrite du phrénique. Syphilis.

Il s'agit d'un homme de 35 ans, assez vigoureux qui depuis longtemps se plaignait de palpitations et de douleurs précordiales. Il n'a jamais eu de rhumatisme, mais s'est livré à des excès alcooliques répétés et de plus a contracté, il y a cinq ans, une syphilis assez grave, pour laquelle il s'est soigné légèrement et pendant peu de temps.

A son entrée à l'hôpital (décembre 1882), on constate une double lésion de l'orifice aortique, insuffisance et rétrécissement; douleurs à la pression dans les espaces intercostaux voisins : il porte sur les jambes des cicatrices parfaitement nettes de lésions syphilitiques, et des myosites le long des tibias et des péronés. On lui applique des pointes de feu, à de courts intervalles, les douleurs disparaissent. En même temps, traitement spécifique.

A la fin de janvier, il est pris de nouvelles douleurs précordiales augmentées par la pression ; de plus, il se plaint de douleurs cervicales avec retentissement dans l'épaule droite ; le phrénique droit est douloureux en avant du scalène, dans l'écartement des deux faisceaux du sterno-mastoïdien, et au niveau des attaches diaphragmatiques en avant et à droite.

On applique huit ventouses scarifiées à la région précordiale.

Le lendemain, les douleurs ont complètement disparu et ne se sont plus renouvelées jusqu'à ce jour.

INDEX BIBLIOGRAPHIQUE.

Petit. — Médecine du cœur, 1806.

Corvisart. — Maladies du cœur, 1811.

Bouillaud. — Traité clinique des maladies du cœur. — Leçons cliniques sur les maladies du cœur et des gros vaisseaux.

Gendrin. — Leçons sur les maladies du cœur et des gros vaisseaux.

Aran. — Manuel pratique des maladies du cœur, 1843.

Monneret. — Traitement des maladies chroniques du cœur. Union médicale, 21 septembre 1852.

Auburtin — Maladies du cœur, 1856.

Stokes. — Maladies du cœur et de l'aorte, traduction de Senac, 1864.

Thèse d'agrégation, Reynaud, 1865.

Ferrand. — Bulletin de thérapeutique, juin 1865.

Dechambre. — Gazette hebdomadaire, 1866.

Bucquoy. — Leçons cliniques sur les maladies du cœur.

Peter. — Cliniques médicales. — Bulletin de thérapeutique, 1883. — Extrait des leçons sur les maladies du cœur et de la crosse de l'aorte.

G. Sée. — Leçons sur les maladies du cœur.

Joffroy. — Thèse d'agrégation, 1878.

Letulle. — Achives de Médecine, 1880.

Paris. — A. PARENT, imp. de la Fac. de médec., rue M.-le-Prince, 31.
A. DAVY, successeur.

www.ingramcontent.com/pod-product-compliance
Ingram Content Group UK Ltd.
Pitfield, Milton Keynes, MK11 3LW, UK
UKHW031946260826
14628UKWH00004B/1877

9 782019 660901